新农村

防病知识丛书

肺结核病

第2版

主编 郑 宁 张子根

U0288403

人民卫生出版社

图书在版编目（CIP）数据

肺结核病 / 郑宁，张子根主编 . —2 版 . —北京：
人民卫生出版社，2020
（新农村防病知识丛书）
ISBN 978–7–117–30108–4

Ⅰ . ①肺…　Ⅱ . ①郑…②张…　Ⅲ . ①肺结核 – 防治
Ⅳ . ①R521

中国版本图书馆 CIP 数据核字（2020）第 097785 号

人卫智网	www.ipmph.com	医学教育、学术、考试、健康，
		购书智慧智能综合服务平台
人卫官网	www.pmph.com	人卫官方资讯发布平台

新农村防病知识丛书
肺 结 核 病
第 2 版

主　　编：郑　宁　张子根
出版发行：人民卫生出版社（中继线 010-59780011）
地　　址：北京市朝阳区潘家园南里 19 号
邮　　编：100021
E - mail：pmph @ pmph.com
购书热线：010-59787592　010-59787584　010-65264830
印　　刷：三河市宏达印刷有限公司（胜利）
经　　销：新华书店
开　　本：850×1168　1/32　印张：2.5　插页：2
字　　数：58 千字
版　　次：2008 年 1 月第 1 版　　2020 年 7 月第 2 版
　　　　　2020 年 7 月第 2 版第 1 次印刷（总第 14 次印刷）
标准书号：ISBN 978-7-117-30108-4
定　　价：20.00 元
打击盗版举报电话：010-59787491　E-mail: WQ @ pmph.com
质量问题联系电话：010-59787234　E-mail: zhiliang @ pmph.com

主编简介

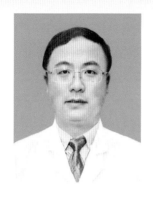

郑宁,现任浙江省金华市人民医院超声介入诊疗中心副主任,主治医师,金华市青年科技奖获得者,金华市321人才。主持浙江省卫生厅A类科技项目1项,金华市科技局重点科研项目3项;参与省市级科技项目5项;获得浙江省医药卫生科技奖2项,金华市科技进步奖3项。以副主编或编委身份参编图书8册,已由人民卫生出版社、浙江科技出版社等正式出版。在核心期刊上发表专业论文12篇。

主编简介

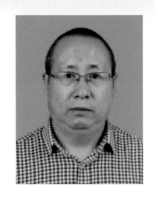

　　张子根,现任浙江省金华市疾病预防控制中心艾滋病结核病防制科主任,主任医师,中国防痨协会基层结核病防治专业分会委员,浙江省结核病和麻风病防治协会理事。作为项目第一负责人主持并完成了《金华市耐多药结核病耐药状况及影响因素研究》,作为项目第三负责人完成了《金华市职业暴露人群中高致病禽流感H5N1风险评估模型建立与应用研究》,获得了2016年金华市科学技术三等奖,发表论文10余篇。

《新农村防病知识丛书——肺结核病（第2版）》

编写委员会

主　审　夏时畅　郑寿贵

主　编　郑　宁　张子根

副主编　黄礼兰　姚慧晶

编　委　(按姓氏笔画排序)

　　　　王会存　况明亮　张子根　郑　宁

　　　　胡跃强　姚慧晶　翁美珍　黄礼兰

　　　　黄维运

插　图　吴　超　郑海鸥

　　健康是群众的基本需求。党的十八届五中全会上,党中央提出了"推进健康中国建设"战略。可以预见,未来5年,我国将以保障人民的健康为中心,以大健康、大卫生、大医学的新高度发展健康产业,尤其是与广大农民朋友相关的基层医疗卫生,将会得到更快速的发展。在农村地区,发展与农民相关的健康产业,将大有可为。农民朋友也将会进一步获益,不断提升健康水平。

　　健康中国,必将是防与治两条腿一起走路的。近年来,随着医疗改革进入深水区,政府投入大量财力以解决群众"看病难、看病贵"的问题,使群众小病不出社区,方便就医。其实,从预防医学的角度来看,病后就诊属于第三级的预防,更有意义的举措应该是一级预防,即未病先防。而一级预防的根基就在于群众健康意识的提升,健康知识的普及,健康行为的遵守。农民朋友对健康的需求是日益迫切的,关键是如何将这种迫切需求转化为内在的动力,在预防疾病、保障健康上作出科学的引导。

　　这也是享受国务院特殊津贴专家的郑寿贵主任医师率队编写此套丛书的意义所在。自2008年起,该丛书陆续与读者见面,共计汇编18册。时隔8年,为了让这套农民朋友喜闻乐见的健康读本有更强的生命力,人民卫生出版社特约再版,为此,郑寿贵主任召集专家又进行了第2版修订,丰富了内容,更新了知识点,也保留了图文并茂、直观易懂的优点,相信会继续为农民朋友所喜欢。

呼吁每一位读者都积极参与到健康中国的战略实施中,减少疾病发生,实现全民健康。

浙江省卫生和计划生育委员会

序

　　60 多年前,世界卫生组织(WHO)就提出了健康三要素的概念:"健康不仅是没有疾病或不虚弱,且是身体的、精神的健康和社会适应良好的总称。"1989 年,WHO 又深化了健康的概念,认为健康包括躯体健康、心理健康、社会适应良好和道德健康。1999 年,80 多位诺贝尔奖获得者云集纽约,探讨"21 世纪人类最需要的是什么",这些人类精英、智慧之星的共同结论是:健康!

　　然而,时至今日,"没有疾病就是健康"仍是很多农民朋友对健康的认识。健康意识的阙如,健康知识的匮乏,健康行为的不足,使他们最易遭受因病致贫、因病返贫。

　　社会主义新农村建设是中国全面建设小康社会的基础。"要奔小康,先保健康",没有农民的健康,就谈不上全国人民的健康。面对 9 亿多农民的健康问题,我们可以做得更多!

　　为满足农民朋友对健康知识的渴求,基层卫生专家们把积累多年的工作经验,从农民朋友的角度出发,陆续将有关重点传染病、常见慢性病、地方病、意外伤害等农村常见健康问题编写成普及性的大众健康丛书。首先与大众见面的是该套丛书的重点传染病系列。该丛书以问答的形式,图文并茂,通俗易懂,相信一定会为广大农民朋友所接受。

　　我们真诚地希望,这套丛书能有助于农民朋友比较清晰地认识"什么是健康""什么是健康行为""常见病如何预防""生了病该如何对待"等问题,从而做到无病先防、有病得治、病后康复,促进健康水平的提高。

拥有健康不一定拥有一切,失去健康必定失去一切!

中国工程院院士 李连达

结核病是一种古老的慢性传染病,旧时又有"痨病""肺痨"之称,远在新石器时代人的脊椎骨化石中就发现有结核病变的存在。结核病严重危害人类健康,在未发现抗生素之前,结核病几乎是不治之症,有"十痨九死"之说。为此,人类与结核病的抗争一直未有休止,1882年其病原体——结核菌被查明,1944年链霉素被应用于抗结核治疗,随后其他多种有效的抗结核药物相继被发现并得以应用,结核病的治疗进入了化疗时代。可以说,当前大多数的结核病例已能够有效治愈。

但是,结核菌的生存能力极强,它也无时无处不在伺机反攻人类。由于人口流动的频繁,让结核病在更广泛的区域中得以流行。由于治疗的不规范等因素,耐药结核成为结核病防治中的新问题、新难点。1993年世界卫生组织(WHO)宣布"全球结核病处于紧急状态",1998年再次指出"遏制结核病行动刻不容缓"。目前,结核病防治工作已经成为一个全球性的重要公共卫生问题。我国是结核病高负担国家之一,结核病患者数高居世界第二位,面临的疫情形势十分严峻。2010年全国第五次结核病流行病学抽样调查结果显示:全国约有499万活动性肺结核患者,每年发病人数约为90万,每年死于结核病的人数约2万余人。另据统计,我国约80%的结核病患者来自农村,结核病已成为农民因病致贫、因病返贫的重要疾病之一。然而在农村,广大民众对结核病防治知识普遍缺乏了解,"谈痨色变",严重阻碍结核病防治工作的可持续开展。因此要大力普及结核病防治知识,提高民众对疾病的认识并自觉参与结核病的预防与控制工作。这也必然成为推进社会主义新农村建设,构建和谐社会的一项重要内容。我们组织人员编写了本书,主要面向广大农村朋友,力求简单、明了、形象地解答肺结核病防治工作中患者、督导管理人员和广大民众所关心的各种实际问题。

　　在本书编写过程中,得到了省市卫生系统专家的指导和帮助,在此表示衷心的感谢。同时也要感谢第 1 版编者及参考与引用国内同行文献与著作的作者,更要感谢郑寿贵主任在精力欠佳的准况下为完成本书修订所作出的巨大贡献。由于本书内容涉及面广,修订时间紧张,编著者水平有限,如有纰漏之处,恳请同行专家及广大读者不吝赐教。

编者

2020 年 1 月

目录

1. 什么是肺结核病

肺结核病旧称"痨病"或"肺痨",是由结核分枝杆菌(通称结核菌)感染肺部引起的一种慢性传染病。结核菌可侵入人体全身各种器官而引起发病,统称为结核病。肺结核病是结核病中最常见的,约占90%以上,同时也是结核病的主要类型。

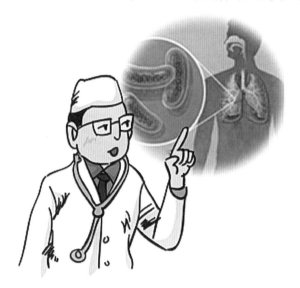

2. 是谁发现了肺结核

1965年,法国学者Sylvius根据解剖了死于所谓"消耗病"或"痨病"患者的尸体,发现肺脏及其他器官有颗粒状的病变,根据其形态特征称之为"结核"。自此,结核的名称被沿用至今。

1882年3月24日,德国著名微生物学家罗伯特·科霍宣布发现了结核杆菌,并将其分为人型、牛型、鸟型和鼠型4型,其中人型菌是人类结核病的主要病原体。

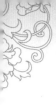

3. 较早发现肺结核病患者的国家有哪些

结核病有记载的历史,可以追溯到六千年前的意大利和埃及。1973 年我国湖南长沙马王堆一号墓出土的 2 100 年前的女尸肺上部及左肺门发现有结核钙化灶,说明其生前是一名肺结核病患者。这是我国可查证最早的肺结核病患者。

4. 我国结核病流行情况怎样

我国是全球 30 个结核病高负担国家之一,每年新发结核病患者 90 万例,位居世界第 2 位;估算耐多药结核病患者 7.3 万例,位居世界第 2 位。在全国法定报告的传染病中新发报告发病数仅次于病毒性肝炎,位居第 2 位,新发报告死亡数仅次于艾滋病,也位居第 2 位。

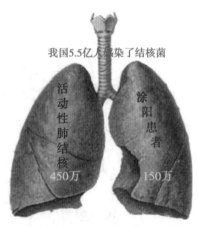

我国 5.5 亿人感染了结核菌

活动性肺结核 450 万

涂阳患者 150 万

近年来,由于人口大流动、艾滋病结核病双重感染、耐多药结核病和广泛耐药结核病患者日益增多等因素的存在,结核病已成为一个严重的公共卫生问题,防控形势依然十分严峻。

5. 我国结核病疫情有哪些特点

我国结核病疫情现状呈现"六多"的特点:

(1)感染人数多:目前全国结核潜伏感染率约为 20%。

(2)患病人数多:全国现有活动性肺结核病患者约为 499 万,患病人数居世界第 2 位。

（3）新发患者多：全国每年新发生肺结核病患者约 90 万。

（4）死亡人数多：全国每年约有 2 万人死于结核病，位居传染病报告死亡人数的第 2 位。

（5）农村患者多：全国约有 80% 的结核病患者集中在农村，而且主要在中西部地区。

（6）耐药患者多：全国初治肺结核病患者中约有 7% 成为耐多药肺结核病患者，复治肺结核病患者中有 24% 成为耐多药肺结核病患者，每年全国大约有耐药患者 7 万人。

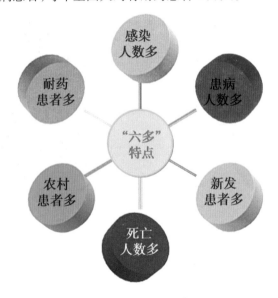

6. 什么是菌阳肺结核病患者

菌阳肺结核病患者是指患者的痰标本涂片或培养发现有结核菌或者分子生物学检查结核菌核酸检测阳性的人。目前临床上常见的菌阳肺结核病患者包括涂片阳性、仅培养阳性和仅分子生物学阳性患者。

7. 肺结核病会传染吗

肺结核病会传染,其中痰中带有结核菌的肺结核病患者是主要的传染源。

8. 肺结核病是如何传播的

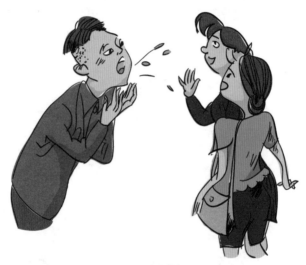

肺结核病主要通过飞沫经呼吸道传染。肺结核病患者含有结核菌的痰液通过咳嗽、打喷嚏、大声说话等方式经鼻腔和口腔喷出体外,在空气中形成飞沫,较大的飞沫很快落在地面,而较小的飞沫很快蒸发成为含有结核菌的"微滴核",并长时间悬浮在空气中。如果空气不流通,含菌的微滴核被健康人吸入肺泡,就可能引起感染。以上称为"咳嗽传染",是最主要的传播方式。也有可能通过随地吐痰形成的"尘埃传染",是次要的传播方式。肺结核传染性的大小主要与患者排菌量的多少、咳嗽的频度、室内通风情况和接触者的密切程度及其抵抗力有关。

流行病学研究表明,一个传染性肺结核病患者一年中可能使10~15人感染结核菌。

9. 如何知道肺结核病患者是否有传染性

最简便和可靠的方法就是对患者的痰液进行涂片检查。如果涂片检查发现结核菌,则称为涂阳患者,具有传染性。

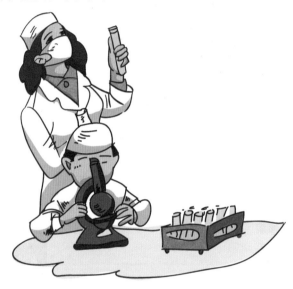

10. 肺结核病在哪一时期传染性大

肺结核病排菌患者均有传染性,在刚刚得病至开始治疗前及治疗后两周内其传染性最强。

11. 感染结核菌后就一定会发病吗

健康人即使感染结核菌后,也不一定发生结核病。是否发生结核病,主要与感染结核菌的数量、毒力的大小以及机体的抵抗力有关,结核菌毒力强而机体抵抗力低下的人容易发生结核病。流行病学调查显示,受感染人群一生中发生结核病的概率大约为10%。

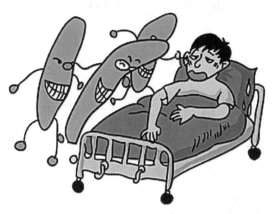

12. 肺结核病常见的症状有哪些

咳嗽
咳痰

咯血

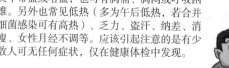

盗汗 厌食
低热 消瘦

胸痛
胸闷

肺结核病最常见的症状主要有咳嗽、咳痰,痰中带血或咯血,也可有胸痛、胸闷或呼吸困难。另外也常见低热(多为午后低热,若合并细菌感染可有高热)、乏力、盗汗、纳差、消瘦、女性月经不调等。应该引起注意的是有少数人可无任何症状,仅在健康体检中发现。

13. 什么是肺结核病的可疑症状者

凡具有咳嗽、咳痰 2 周以上,咯血或痰中带血者是肺结核病的可疑症状者,应尽早到结核病防治机构进行检查。

14. 哪些人容易发生肺结核病

(1)排菌肺结核病患者的密切接触者,如肺结核病患者的家庭成员(尤其是儿童)、与患者接触的医务人员。

(2)患糖尿病、矽肺(肺硅沉着病)、艾滋病及胃切除术后患者、慢性营养不良者,以及长期使用免疫抑制剂和糖皮质激素的人。

(3)儿童和老年人也是肺结核的易感人群。

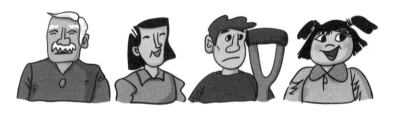

15. 为什么老年人容易患肺结核病

60 岁以上的老年人随着年龄的增长,各器官的生理功能逐渐衰退,机体免疫功能尤其是细胞免疫功能下降,在儿童或青年时期感染结核菌的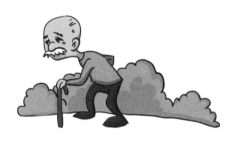潜伏病灶或已经治愈的陈旧病灶中的结核菌容易重新生长繁殖而引起发病(称为内源性复发),临床上这种情况较为多见。

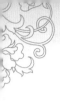

而在老年期新感染结核菌而发病(称为外源性重染)的则较为少见。

16. 老年肺结核病有哪些特点

老年肺结核病多为继发性肺结核。以咳嗽、咯血、发热、食欲减退及呼吸困难症状常见,容易与原有慢性支气管炎相混淆,因而误诊率较高。老年肺结核病病变部位、影像学形态常不典型,易误诊为其他疾病。同时因常合并糖尿病、高血压、肺心病、冠心病、肺气肿、慢性支气管炎、肺癌等,可进一步加重肺结核及增加抗结核药物引起的不良反应。老年肺结核病的预后与病变范围、耐药性及治疗是否及时有关。如能及早治疗,合理用药并重视并发症的处理,同样能获得良好的效果。但治疗过程中要注意不良反应的发生。

17. 青年肺结核病有哪些特点

青年肺结核病是指 15~29 岁年龄组的肺结核病患者。其特点是发现晚、病情重、进展快,但经正规化疗能较快好转。

(1)发病特点:原发感染后发病率高;从原发感染后至发病期短;呈继发性肺结核特征;发病与传染源密切相关。

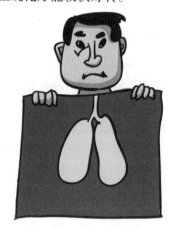

(2)临床特征:临床表现开始不明显,有时发热、咳嗽等,有的甚至无任何症状,常不及时就医,以后病情进展迅速,确诊时大多病情较重。

(3)X 线检查:病变性质以混

合性为主,其次为渗出性,再次为干酪及增殖性。空洞多为薄壁空洞,其次为干酪空洞,纤维空洞最少。青年人肺结核多属活动性病变,易进展恶化、溶解和形成空洞。痰菌检查多为阳性。

(4)治疗:应根据病情轻重选用适当的化疗方案,积极治疗,大多数症状缓解较快,预后良好。

18. 儿童肺结核病有哪些特点

儿童肺结核病多为结核菌初次侵入肺部后发生的原发感染,以原发性肺结核最为多见,少数为血行播散性肺结核和结核性脑膜炎。儿童感染结核初期,不像成年人症状明显,大多无任何症状,仅于 X 线检查时被发现,少数有反复呼吸道感染症状和持续低热、厌食、消瘦等。

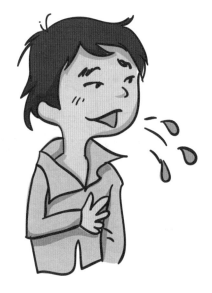

婴幼儿感染肺结核多表现为急性发病,出现高热,2~3 周后降为持续低热,易误诊为肺炎或伤寒。

儿童肺结核菌感染主要来自痰菌阳性的肺结核病患者,多为家庭成员。因此,如发现儿童肺结核病患者,其家庭成员应进行体检,及时发现家庭内的传染性肺结核病患者,以防继续传染给其他儿童。儿童肺结核病如能早期发现,早期合理化疗,多预后良好。

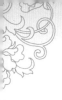

19. 怀疑自己患肺结核病应该怎么办

当您怀疑自己患肺结核时,特别是咳嗽、咳痰已经超过 2 周以上,或有痰中带血、咯血,您就应立即去当地的结核病防治机构就诊检查,及早诊断。确诊后应立即进行正规抗结核治疗和管理。如果痰菌阳性,与您密切接触的人(尤其是家庭成员)也应该及时进行健康体检。

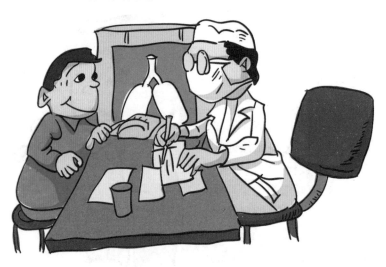

20. 怀疑患有肺结核病需要做哪些检查

如果怀疑自己可能患有肺结核病,您应及时去结核病防治机构做进一步检查确诊。最常见的检查是胸部 X 线检查和痰结核菌检查,如果怀疑耐药,还要进行痰培养和药物敏感试验,其中胸部 X 线检查包括胸透、胸片、CT 等,痰结核菌检查包括痰涂片、痰培养、痰分子生物学检测等。必要时可做 PPD 试验、γ-干扰素释放试验和查抗结核抗体等其他检查。

21. 肺结核病患者为什么要查痰

目前肺结核病的诊断主要依据胸部 X 线和痰结核菌检查，结合临床表现、结核菌素反应等综合分析后做出判断。由于临床表现是非特异性的，结核菌素反应主要说明结核菌感染的情况，而不能说明是否患结核病，因此只能作为参考指标。X 线检查对肺部病变的发现具有很好的作用，但对某些表现不典型的影像难以确定性质。痰结核菌检查虽然只有一半左右的肺结核病患者可以找到结核菌，但一旦发现结核菌，即可确诊，特别是因为痰涂片检查找到结核菌的患者是结核病的传染源，是结核病控制工作的重点对象。因此对怀疑为肺结核的患者至少应做 3 次痰涂片检查，有条件的可进行痰结核菌培养和痰分子生物学检测等。

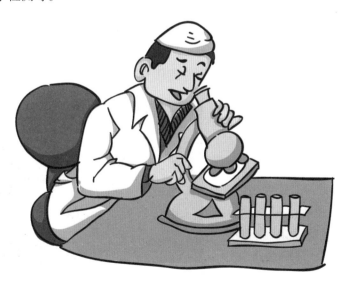

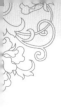

22. 什么是合格的痰标本

合格的痰标本是患者深呼吸后,由肺部深处咳出的黏性痰、脓性痰、干酪痰或血痰,不要留口水痰,标本量一般为3~5毫升。合格的痰标本可以提高痰菌阳性检出率。

23. 如何留取合格的痰标本

肺结核病患者痰中能否找到结核菌,除与痰中含菌量多少有关外,留取的痰标本是否符合要求也是一个重要的因素。因此,掌握正确留取痰标本的方法是非常重要的:①患者留痰标本前用清水漱口;②做深呼吸数次后收腹用力咳出来自支气管深部的脓样或黏液样痰液,痰量不少于3毫升,避免留取唾液或鼻咽部分泌物;③留痰标本要使用专用的痰盒,及时送到结核病防治机构进行检查;④在治疗期留痰培养标本时,应在停药48小时后留取。

24. 初诊可疑肺结核病患者要查几个痰标本

初次就诊的可疑肺结核者一般应检查3个痰标本,分别为即时痰、夜间痰和清晨痰。即时痰指就诊时深呼吸后咳出的痰液;夜间痰指就诊前1天晚上睡前咳出的痰液;清晨痰指就诊当天清晨漱口后咳出的第2、3口痰。

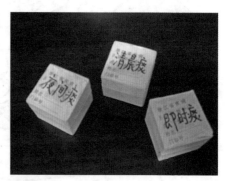

25. 肺结核病患者如何进行痰涂片检查

痰涂片结核菌检查是发现传染性肺结核、观察治疗效果和评价肺结核病是否治愈的主要依据。活动性肺结核病患者在治疗强化期末、继续期满 3 个月和疗程结束前均要进行痰涂片复查,每次复查为 2 次痰涂片检查。

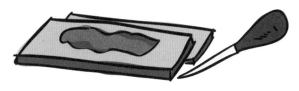

26. 什么是结核菌素试验

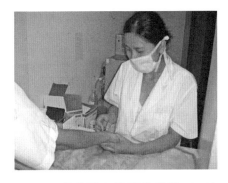

结核菌素制品分旧结核菌素(OT)和结核菌纯蛋白衍生物(PPD),现 PPD 已替代 OT。结核菌素试验是测定人体是否受过结核菌感染的一种检查方法。PPD 是从结核菌培养液中制取的纯蛋白衍生物,使用时用 5IU PPD 0.1 毫升于左前臂掌侧前 1/3 处皮内注射,以局部出现 7~8 毫米大小的圆形橘皮样皮丘为宜,48~72 小时查验反应,通过测量皮肤硬结纵横平均直径的大小来判断结果。

27. 结核菌素试验对肺结核病诊断有帮助吗

结核菌素试验是诊断结核感染的常用参考指标,在临床上

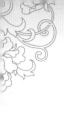

诊断结核性疾病时,其是除结核菌检查、影像学检查外最常用的检查手段。但结核菌素试验阳性主要说明受结核菌感染或接种过卡介苗,而不能说明是否患结核病,因此只能作为参考指标。

28. 如何看结核菌素试验结果

结核菌素试验后72小时观察结果,硬结平均直径<5毫米为阴性;硬结平均直径≥5毫米,<10毫米为一般阳性;硬结平均直径≥10毫米,<15毫米为中度阳性;≥15毫米或局部有双圈、水疱、坏死、淋巴管炎等均为强阳性。与涂片阳性肺结核有密切接触的

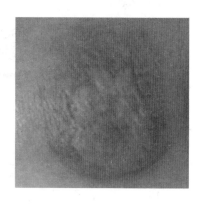

5岁以下儿童,PPD反应≥5毫米为结核菌感染。

29. 结核菌素试验阳性说明什么

因为未发病的结核菌感染者、接种卡介苗后、非结核分枝杆菌感染者结核菌素试验也可呈现阳性反应,所以结核菌素试验阳性并不能说明就患有结核病,应结合情况具体分析。

30. 结核病的分类有哪些

按照中华人民共和国卫生行业标准(WS 196—2017),结核病分为结核分枝杆菌潜伏感染者、活动性结核病和非活动性结核病3类。

31. 什么叫结核分枝杆菌潜伏感染者

机体内感染了结核分枝杆菌,但没有发生临床结核病,没有临床细菌学或者影像学方面活动结核的证据。

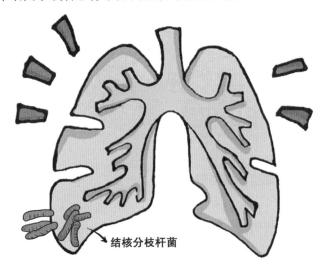

结核分枝杆菌

32. 什么叫活动性结核病

具有结核病相关的临床症状和体征,结核分枝杆菌病原学、病理学、影像学等检查有活动性结核的证据。活动性结核可按照病变部位、病原学检查结果、耐药状况、治疗史分类。

33. 如何诊断传染性肺结核病

目前,痰涂片结核菌检查、痰培养和分子生物学检查是发现传染性肺结核病患者的主要方法。痰涂片阳性或痰培养阳性或痰分子生物学检查阳性,就能确诊患有传染性肺结核病。

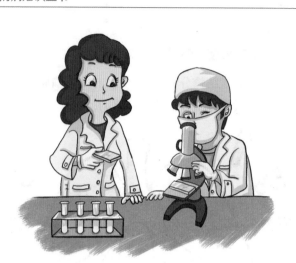

34. 活动性肺结核病如何分类

2017 年 11 月 9 日,原国家卫生计生委发布的结核病分类 (WS 196—2017)标准将活动性肺结核病分为五类,即原发性肺结核、血行播散性肺结核、继发性肺结核、气管支气管结核和结核性胸膜炎。

35. 什么是原发性肺结核病

原发性肺结核为原发结核感染(即初次感染)所引起的病症,包括原发综合征及胸内淋巴结结核。临床上多见于儿童。

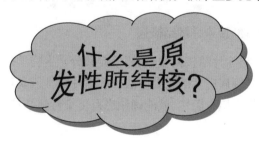

36. 什么是血行播散性肺结核病

血行播散性肺结核病是结核菌进入血流后,通过血行播散的结果。包括急性血行播散性肺结核病(急性粟粒型肺结核病)及亚急性、慢性血行播散性肺结核病。此型多见于儿童和青少年,多为原发性肺结核病发展而来,成年人、老年人也可发生。

37. 什么是继发性肺结核病

结核菌初次感染后(多在儿童时期)体内潜伏病灶中的结核菌重新繁殖,引起的病灶复燃为主要发病原因(内源性复发)。也可再次感染外界结核菌而发病(外源性重染)。本型可发生在原发感染后任何年龄,以成年人多见,是成年人肺结核的最常见类型。包括浸润性、纤维空洞及干酪性肺炎等。

38. 什么是气管、支气管结核病

气管、支气管结核病主要表现为气管、支气管壁不规则增厚、管腔狭窄或阻塞,狭窄支气管远端肺组织可出现继发性不张或实变、支气管扩张及其他部位支气管播散病灶等。

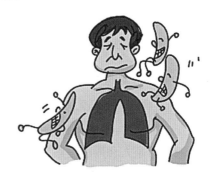

39. 什么是结核性胸膜炎

结核性胸膜炎是由于结核菌直接感染,和/或胸膜对结核菌感染产生高度变态反应而发生炎症,为最常见的一种胸膜炎症性疾病。可发生于任何年龄,但多见于儿童和青少年。包括结核性干性胸膜炎、结核性渗出性胸膜炎、结核性脓胸。

40. 什么是肺外结核病

肺外结核病是结核菌感染了肺部以外的脏器而引起的临床结核病,如胃结核病、肠结核病、肝结核病和骨结核病等。

41. 肺结核病患者治疗期间为什么要定期检查肝功能

因为大多数的抗结核药物对肝脏有不同程度的损害作用,严重的会出现黄疸和中毒性肝炎等,为避免抗结核药物损害肝脏,影响后续治疗,甚至危及患者生命安全,医生在治疗过程中会要求患者定

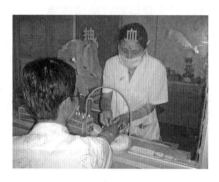

期复查肝功能,并根据检查结果,调整甚至停用抗结核药物。所以,肺结核病患者要定期检查肝功能。

42. 肺结核病的治疗原则是什么

肺结核病的治疗必须做到以下五个原则:

(1)早期:早期治疗效果佳,有利于病变修复,更重要的是可减轻对家人和周围健康人群的传染。

(2)联合:选择两种以上抗结核药物组成化疗方案,联合治疗既可保证治疗效果,又可防止耐药性的产生。

(3)适量:药物剂量过小不能杀灭细菌且易产生耐药性,剂量过大则易发生不良反应。

（4）规律：规律服药可保持相对稳定的药物血浓度，最大程度杀灭结核菌。

（5）全程：未按要求完成规定疗程而停药，会使治疗失败或造成复发，因此应全程治疗。

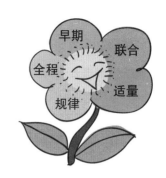

43. 得了肺结核病应该到哪里去治疗

得了肺结核病应到结核病防治专业机构进行治疗。在我国所有省（自治区、直辖市）、地级市、县（市、区）都设有检查治疗结核病的专业机构。肺结核病患者在结核病防治专业机构治疗，可以享受国家提供的免费痰涂片检查、普通 X 线胸片检查、一线抗结核药治疗等。可大大减轻患者的经济负担。

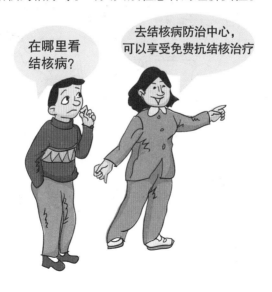

44. 肺结核病患者必须住院治疗吗

肺结核病患者治疗以不住院化疗为主。因为现在有许多有效的抗结核药物,不但治愈率高,而且能很快降低患者对他人的传染性。所以,家庭治疗的效果和住院几乎是一样的。而且,家庭环境有利于患者保持乐观情绪,有利于患者的康复。据统计,大约 5% 的患者需要住院治疗,如伴有合并症和危急、重症肺结核病患者,对抗结核药物过敏和 / 或有严重不良反应的患者。有条件的地区,患者也可以在治疗前 2 周进行住院治疗,在形成良好的服药习惯的同时减少结核病的传播。

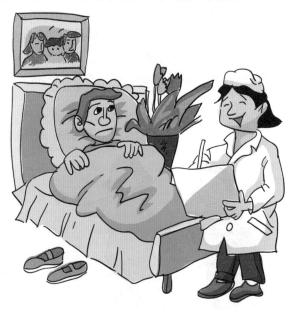

45. 肺结核病治疗时间要多长

普通肺结核病抗结核治疗的时间要 6~8 个月。因为在结核病患者的病变中,大部分结核菌处于新陈代谢旺盛的状态,生长繁殖快;但也有一小部分处于半静止状态,生长繁殖慢。而抗结核药物对生长繁殖快的结核菌有显著的作用,可在短时间内杀灭它。但对生长繁殖慢的结核菌的作用较慢,需要较长时间才能陆续将其消灭。

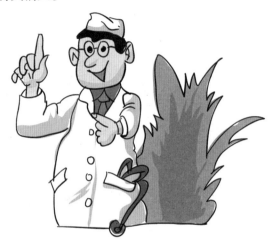

46. 治疗肺结核病什么情况下可以停药

一般必须至少规律、联合服用抗结核药 6 个月后,没有任何发热、乏力、盗汗、咳嗽、咳痰等结核病症状,胸片显示肺内病灶已消失或硬化稳定,痰中查不到结核菌方可停药。但具体到每例患者需要服药多长时间则要根据患者的症状缓解情况、胸片显示病灶吸收情况以及痰菌转阴情况而定。

47. 肺结核病能治好吗

目前绝大多数肺结核病是完全可以治愈的疾病。现代化学疗法是治疗肺结核病的最有效方法。实践证明,新发现的痰菌阳性肺结核病患者,坚持规律用药并完成规定化疗疗程后,90%以上可以达到痰菌阴转而治愈。

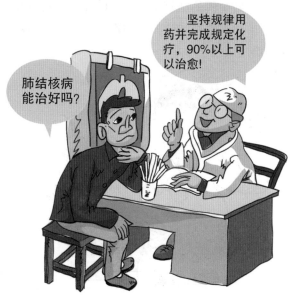

48. 肺结核病治好后还会传染给别人吗

传染性肺结核病患者一般接受正规抗结核治疗 2~3 周后,痰内结核菌可迅速减少或消失,对周围人群已多无传染性。肺结核病患者按照规定的治疗方案和疗程治好后,肺内病灶消失或硬结、钙化,痰中也找不到结核菌,就不会传染给别人了。

49. 肺结核病为什么一定要坚持规律治疗

如果得了肺结核病,应到结核病专业防治机构进行正规治疗。由于肺结核病治疗时间较长(一般为 6~8 个月),为了避免漏服药而导致治疗失败,患者每次用药都要在医务人员或督导员的观察下进行。如果能够按照医生的要求服药,那么治愈的几率就能达到 90% 以上。治愈肺结核最关键就是要规律服药,即使用药治疗几周后自觉症状好转,也不能停止服药。如果不能坚持规律服药,您体内的结核菌就不能有效地被杀死,并且逐渐对您以前用过的药物产生耐药,这就意味着您的肺结核病很难治愈,也会大大增加您的治疗费用,甚至还可能把耐药的结核菌传染给您周围的亲人和朋友。

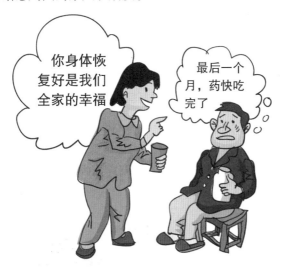

50. 不坚持规律治疗有哪些严重后果

不坚持规律治疗对个人及社会的危害都是十分严重的。不坚持规律治疗会导致肺结核病患者的治疗失败率和复发率升高,且患者体内的结核菌极易对药物产生耐药性,再度治疗效果很差,治治停停,久治不愈,患者的生活质量受到影响。同时,他们还会将不规律治疗的产物——耐药性结核菌传播给周围的人,让更多的人感染上耐药结核菌,对社会造成严重危害。

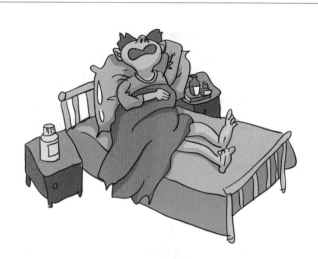

51. 什么是直接面视下的短程督导化疗（DOTs）

直接面视下的短程督导化疗（directly observed treatment short-course，DOTS）是一种治疗和管理肺结核病患者的现代有效方法。具体做法是在全程短程化疗期内（一般为 6~8 个月），患者每一剂抗结核药物均在医务人员或督导人员面视下服用。

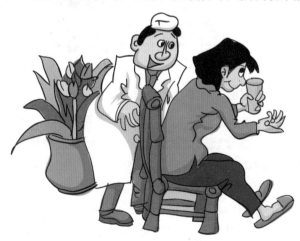

52. 为什么患者要接受国家推荐的统一短程化疗方案治疗

因为统一短程化疗方案治疗效果好、价格经济、有利于观察对比、可统一疗效标准,更重要的是可以防止耐药菌的产生,确保治疗的效果。

53. 我国目前统一的化疗方案有哪些

化疗对象　化疗方案(强化期/继续期)

初治患者　2HRZE/4HR

复治患者　2HRZES/6HRE 或 3HRZE/6HRE

结核性胸膜炎　2HRZE/10HRE

耐多药患者　6Cm(Am)-Lfx(Mfx)-Pto(PAS、E)-Cs(PAS、E)-Z/18Lfx(Mfx)-Pto(PAS、E)-Cs(PAS、E)-Z

说明:H=异烟肼,R=利福平,Z=吡嗪酰胺,E=乙胺丁醇,S=链霉素,方案中数字代表用药月数;Cm=卷曲霉素,Am=阿米卡星,Lfx=左氧氟沙星,Pto=丙硫异烟胺,PAS=对氨基水杨酸,Cs=环丝氨酸。

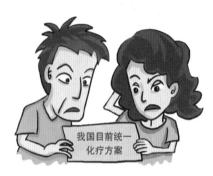

我国目前统一化疗方案

54. 治疗期间什么时候需要复查

治疗期间的复查对治疗效果的判定和是否需要调整治疗方案具有很重要的意义。

初治肺结核病患者在治疗满 2 个月、5 个月、6 个月,复治肺结核病患者在治疗满 2 个月、5 个月、8 个月时需要复查痰和胸部 X 线情况。耐多药肺结核病患者注射期每个月、非注射期每两个月均需要复查痰涂片和痰培养。

55. 耐多药肺结核病患者为什么要住院治疗 2 个月

开始治疗的 2 个月期间，容易出现药物不良反应，可能需要调整治疗方案，应积极配合医生进行治疗。

56. 外出期间如何坚持服药

如果需要短时间外出，应告知医生，并带够足量的药品；如果改变居住地，应告知医生，并由医生帮助您联系您去的地方的定点医院，以便能延续治疗。

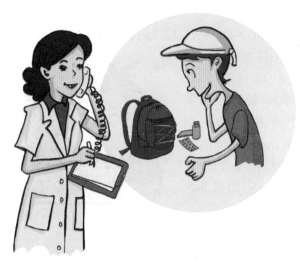

57. 如何进行自我心态调整

您被诊断为结核病后可能会很震惊，出现害怕、担忧等情绪，这些是正常的反应。但结核病绝大部分都能治愈，因此应树立信心,积极配合医生治疗。

患病后的生活和工作会受到影响,但不要使自己长期渲染在担忧与痛苦里,应做些力能所及、有意义的活动来分散您的注意力。

患病后可能家人或朋友会与您保持距离,但他们疏远的是结核病,而不是疏远您,所以应该学会正确理解他人的这种行为。

58. 影响肺结核病治愈的原因有哪些

肺结核病患者只要坚持规律服药,绝大多数都能治愈。但是也有些患者不能治愈,可能与以下因素有关:①患者依从性不好,不能配合医生。这往往是治疗失败的主要原因;②治疗方案不合理;③患者自行更改治疗;④过早停药;⑤患者合并其他疾病或其他原因导致机体抵抗力下降;⑥药物不良反应;⑦患者患的是耐药结核病,采用一线抗结核药物治疗,几乎没有疗效。

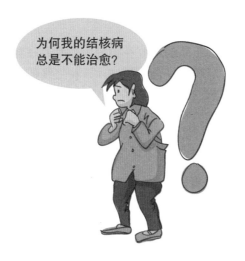

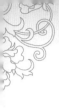

59. 抗结核治疗的常用药物有哪些

常用的抗结核药物主要有异烟肼（H）、利福平（R）、乙胺丁醇（E）、吡嗪酰胺（Z）和链霉素（S）等，这些都是常用的一线抗结核药物，也是我国政府免费提供的抗结核药物。耐药结核病还要使用二线抗结核药物，如卡那霉素、阿米卡星、卷曲霉素、氧氟沙星、左氧氟沙星、莫西沙星、丙硫异烟胺、环丝氨酸、对氨基水杨酸、阿莫西林／克拉维酸、克拉霉素、利奈唑胺、氯法齐明等。

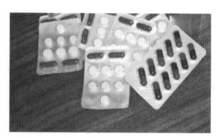

60. 如何存放药品

所有抗结核药品都就放在阴凉干燥和孩子接触不到的地方。抗结核固定剂量复合制剂（FDC）和二线药物要求放在 20 摄氏度以下避光、干燥的环境存放，气温在 20 摄氏度以上建议冷藏保存。

61. 抗结核药有哪些常见不良反应

异烟肼：肝脏损害和神经末梢炎；利福平：肝脏损害、胃肠反应、过敏反应、血小板减少和急性溶血性贫血；乙胺丁醇：视神经损害；吡嗪酰胺：肝脏损害、胃肠反应、过敏反应和关节痛；链霉素：听力障碍、眩晕、肾功能障碍和过敏反应。

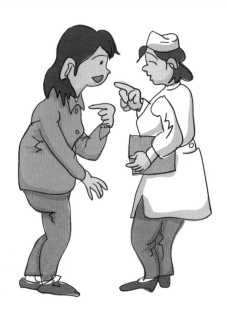

62. 肺结核病患者治疗期间出现不良反应怎么办

肺结核病患者服用的抗结核药物多,疗程长,可能出现各种各样的不良反应。因此服药期间应特别注意不良反应的发生并及时与医生联系。如果出现轻微的不良反应,应在医生的观察指导下继续服药,同时给予对症处理;如果出现严重的不良反应,应及时到结核病防治机构就诊,在医生的指导下停用相关药物,切记不得自行更改化疗方案。

63. 肺结核病患者合并肝炎怎么办

不少抗结核药物对肝脏有损害作用,轻者引起转氨酶的升高,重者出现急性肝细胞坏死,危及生命。倘若肺结核病患者合并肝炎,必然带来治疗上的困难。对于此类患者,首先应判断哪种疾病更为严重紧急。如果肺结核病比较轻又没有传染性,而肝炎病情较重,应先进行肝炎治疗,对肺结核病只做定期观察,待肝炎急性期过后或病情平稳时,再考虑治疗肺结核病。如果肺结核病和肝炎都处于活动状态,但转氨酶在正常值的2~3倍以下并且无临床症状者,则可两病同时治疗。当然,这时使用抗结核药物必须小心谨慎,尽量不使用对肝脏损害较大的药物,如利福平等。在这种情况下,可使用链霉素和乙胺丁醇等药物。整个治疗期间要每月查肝功能,特别在治疗的最初几个月内,甚至要1~2周检查一次,以观察药物对肝脏的影响。

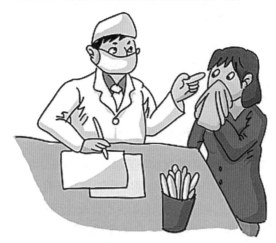

64. 耐药结核病分类有哪几种

耐药结核病分为单耐药结核病、多耐药结核病、耐多药结核病(MDR-TB)、广泛耐药结核病(XDR-TB)和利福平耐药结核病5种。

65. 什么叫单耐药结核病

单耐药结核病是指结核分枝杆菌对一种一线抗结核药物

耐药。

66. 什么叫多耐药结核病

多耐药结核病是指结核分枝杆菌对一种以上一线抗结核药物耐药,但不包括对异烟肼、利福平同时耐药。

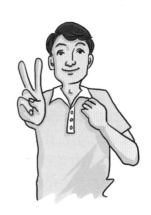

67. 什么叫耐多药结核病

耐多药结核病(MDR-TB)是指结核分枝杆菌对包括异烟肼、利福平同时耐药在内的至少 2 种以上的一线抗结核药物耐药。

68. 什么叫广泛耐药结核病

广泛耐药结核病(XDR-TB)是指结核分枝杆菌除对一线抗结核药物异烟肼、利福平耐药外,还对二线抗结核药物氟喹诺酮类抗生素中至少 1 种产生耐药,以及 3 种注射药物(如:卷曲霉素、卡那霉素、丁胺卡那霉素等)中的至少 1 种耐药。

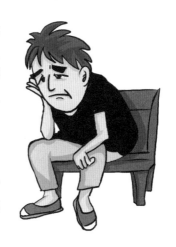

69. 什么叫利福平耐药结核病

利福平耐药结核病是指结核分枝杆菌对利福平耐药,无论对其他抗结核药物是否耐药。

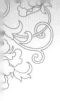

70. 耐利福平肺结核病与非耐药肺结核病相比有什么不同

（1）治疗的难度及时间不同：非耐药肺结核一般经 6~8 个月规律的抗结核治疗，90% 以上的患者可以获得痊愈；而耐利福平结核菌则至少需要 24 个月的抗结核治疗，重者甚至需要 36 个月的治疗，且治愈率仅仅有 50%~60%。

（2）治疗的药物不同：非耐药肺结核一般使用一线抗结核药物治疗，其治疗的副作用相对较少，患者容易耐受；而耐利福平肺结核则必须启用二线抗结核药物治疗，其治疗的副作用往往较多、较大，患者不容易耐受。

（3）治疗的花费不同：非耐药肺结核病患者整个疗程的治疗费用一般为 5 000 元，而耐利福平肺结核整个疗程的治疗费用一般是非耐药结核的 10~20 倍，将达到 8 万 ~10 万元；如果耐药患者出现其他合并症，治疗费用将会更高。

（4）对社会的影响不同：非耐药肺结核病患者一般在治疗后 1 个月左右，其痰内不再排结核菌，传染性消失；而耐利福平肺结核由于治疗比较困难，其传染期更长，容易传染更多的健康人。而且受到耐药肺结核病患者传染的人，一旦发病就是耐药肺结核病患者，其治疗较非耐药患者困难很多。

71. 肺结核病患者为什么会发生耐药

患者发生耐药，除了与结核菌本身容易发生变异的生物特性有关之外，最主要的原因是不规律治疗、中断治疗及用药不合理。这里面有医患双方的原因。如果患者不规律治疗或中断治疗，尽管治疗短期内有效，但体内的结核菌并没有全部杀死，存留的结核菌就可能逐渐对以前用过的药产生耐药，从而导致耐药肺结核病的产生。同样，如果医生用药不合理，如化疗方案不合理、用药剂量不足、用药时间过短等等,也容易导致患者产生耐药性。

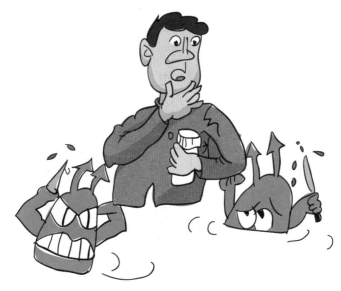

72. 发生耐多药后会产生哪些后果

(1)治疗困难。抗结核治疗效果很差,治愈率很低。

(2)患者经济负担加重。治疗耐多药,往往要长时间使用二线药物,二线药物不仅效果不如一线药物,而且价钱也比一线药物贵,使患者不堪重负。

(3)病程延长,还常出现并发症。

(4)传染期延长,传染危害加大。对于耐多药肺结核,使用标准化疗也要一年多时间,不仅患者痛苦时间延长,传染期也延长了,而且传播的还是耐多药结核菌。被传染者一旦发病,也是耐多药结核病,大大增加了耐多药结核的发病率。

(5)耐多药患者一时治不好病,就到处求医,四处活动,使传染机会增多,传染面扩大,这就产生了耐多药结核病传播的"放大效应"。

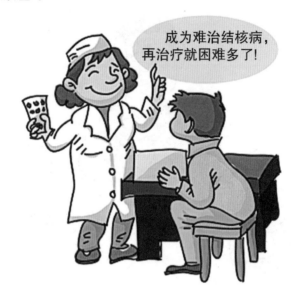

73. 如何预防耐药性的发生

让尽可能多的结核病患者得到及时、有效、规范的治疗和管理,是从源头上杜绝耐药病例发生的根本措施。及时对耐药肺结核病患者开展有效治疗,减少其传播时间。

74. 肺结核病与哪些疾病容易并存(发)

某些疾病为结核病的发病、患病提供了有利条件,因而这类病常伴随结核病而存在,称为并存(发)症。近年来艾滋病、糖尿病、哮喘和矽肺等与肺结核病的伴发率有增高趋势,应引起重视。

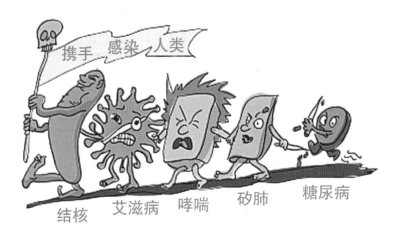

携手 感染 人类

结核　艾滋病　哮喘　矽肺　糖尿病

75. 糖尿病患者为什么容易患结核病

糖尿病患者尤其是 2 型糖尿病患者容易合并肺结核。因为绝大多数成年人已经受到结核菌感染,糖尿病患者代谢紊乱、营养不良、抵抗力低下,可促使体内潜伏的结核菌活跃繁殖,导致结核病发生。据统计,糖尿病患者合并结核病的患病率是正常人的 4 倍以上。

76. 肺结核合并糖尿病有哪些特点

(1)据临床统计,10%~20% 的肺结核病患者合并糖尿病,两病的发病顺序为糖尿病先于肺结核者占 70%~85%。

(2)糖尿病者结核病的患病率是正常人的 4~8 倍。

(3)肺结核起病急、病变广,以干酪渗出性病变为主。

(4)抗结核药引起的不良反应发生率高,可加重糖尿病并发症。

(5)病变复发率高,耐药结核病例多。

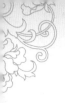

77. 艾滋病患者和艾滋病病毒感染者为什么容易患结核病

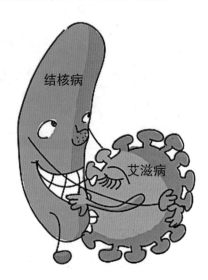

艾滋病是由艾滋病病毒所引起的。艾滋病病毒可攻击机体的免疫系统,致使机体的免疫力明显下降,因此艾滋病患者和艾滋病病毒感染者容易发生各种机会性感染,其中最常见的是结核病。流行病学调查显示,我国有将近一半的人感染结核菌。艾滋病病毒感染者一旦感染结核菌,其发展成活动性肺结核的可能性比健康人高 30~50 倍。

78. 艾滋病并发肺结核病的特点是什么

临床表现多不典型,发热和体重下降多见,咳嗽和咯血少见。肺外结核较多见,淋巴系统常发生结核病变,全身播散性结核病发病率高,肺结核的 X 线表现为弥漫性浸润或粟粒性阴影多于无艾滋病的患者,结核菌素试验阴性较多见,死亡率高。

79. 矽肺患者为什么容易患结核病

肺结核是尘肺常见的并发症,并发率高达 20%~60%。矽肺是由于长期吸入大量含有游离二氧化硅的粉尘,导致肺部出现广泛的结节性纤维化,肺功能呈现程度不同的下降。同时由于矽尘损害吞噬细胞功能,影响外周细胞,干扰淋巴因子生成,可影响免疫功能而易发结核。

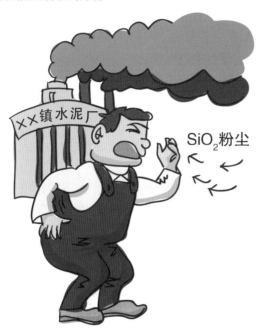

80. 肺结核病与肺癌有何关系

目前临床科研资料显示,肺结核与肺癌的发生没有直接的关系。肺结核是结核菌感染引起的呼吸道传染病,而肺癌是与吸烟、大气污染和免疫功能低下有关的肿瘤性疾病。但是肺结核对肺部造成慢性损害,影响了支气管黏膜上皮的正常功能和机体的免疫抗病毒状态,对肺癌的发生有间接的促进作用,肺结核钙化的病灶、结核性瘢痕、陈旧性空洞壁及其支气管、肺泡上皮细胞增生、增殖等与肺癌的发生有一定的关系。

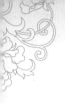

81. 肺结核病患者什么情况下应怀疑合并肺癌

临床上肺结核合并肺癌的病例并不少见。如果活动性肺结核合并肺癌,很容易漏诊。因此,肺结核病患者有以下情况时应高度警惕有合并肺癌的可能:

(1) 40 岁以上男性有长期吸烟史者;

(2) 有刺激性咳嗽、持续性胸痛、气短、消瘦等,症状与 X 线病变不符者且进行性加重;

(3) 合并胸腔积液且增长迅速,病灶阴影扩大或在其他部位出现新病灶;

(4) X 线胸片可见肿块或团块状阴影,直径 >3 厘米,肿块呈分叶状,边缘不规则呈毛刺状,伴有肺不张和肺门淋巴结肿大;

(5) 抗结核治疗症状不见明显减轻。

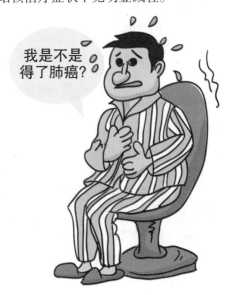

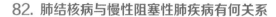

82. 肺结核病与慢性阻塞性肺疾病有何关系

慢性阻塞性肺疾病(简称慢阻肺,COPD)是一种慢性气道阻塞性疾病的统称,主要指不可逆性气道阻塞的慢性支气管炎和肺气肿两种疾病,在临床上是老年人多发的慢性呼吸系统疾病。慢阻肺患者由于气道慢性炎症的存在,使气道不能清除入侵的结核菌。另外慢阻肺患者细胞免疫功能明显低于正常人。所以在临床上慢阻肺合并肺结核的患者越来越多见,应引起重视,以免误诊。

83. 肺结核病患者为什么易合并哮喘

临床资料统计显示肺结核病患者较健康人并发哮喘的风险高5倍。其可能与以下有关:结核菌直接损害支气管,且其代谢产物又可使气道反应性增高;重症肺结核病患者,肺部发生广泛性破坏、结缔组织增生,容易继发细菌或病毒感染从而诱发哮喘;抗结核药(特别是利福平)可引起过敏反应而诱发哮喘。

84. 肺结核病患者为什么会咯血

咯血指喉以下呼吸道(气管、支气管或肺部)病变引起的出血,经口腔咯出。咯血是肺结核病患者的常见症状,发生率为20%~90%。咯血并不表示肺结核恶化,当病情好转或钙化时也可发生。咯血常见的原因有:①结核病灶炎性反应和毒素刺激毛细血管壁,使毛细血管壁通透性增强而出血,多为痰中带血。②结核病灶坏死、溃烂时侵蚀血管壁而出现咯血。③并发支气管内膜结核时,局部血管受损而咯血。④部分患者在空洞形成过程中,空洞壁上的血管形成动脉瘤,如果病灶进一步侵蚀

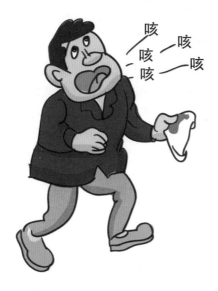

咳
咳 — 咳
咳 — 咳

动脉瘤时,可破裂而发生大咯血。⑤慢性患者常并发支气管扩张而咯血。⑥陈旧性结核病的钙化灶刺激或纤维瘢痕收缩引起咯血。钙化灶坚硬、锐利,可以刺破肺部血管,也可以因钙化灶脱落引起大咯血。但这种咯血多与用力活动有关,多在活动后咯血,而与肺部病灶活动无关。⑦患者合并凝血机制障碍可致咯血。

85. 发生咯血后应如何处理

咯血是肺结核病患者的常见症状之一。发生咯血时应注意:避免过度恐惧,保持情绪稳定和环境的安静;防止剧烈咳嗽以免大咯血;一旦发生大咯血应尽快到附近医院进行治疗;发生大咯血后要绝对卧床休息,患侧卧位或平卧位,头偏向一侧,尽量将血咯出,不能吞入。

86. 为什么肺结核病患者要实行归口管理

肺结核病患者实行归口管理是原卫生部颁布的《结核病防治管理办法》中提出的一项行政性规定。规定要求各级各类医疗保健机构如诊断为活动性肺结核病患者及可疑肺结核病患者应报告并转诊到结核病防治专业机构登记、治疗和管理。由于肺结核病具有传染性,病程和治疗时间长,容易造成不合理、不规范治疗,使病情久治不愈或复发,成为慢性传染源。因此需要由专业机构采用"直接面视下短程督导化疗"进行全程督导治疗和管理。而各级医疗卫生机构没有相应的治疗管理系统,难以对患者实施全程督导治疗和管理,其结果都会导致治疗的失败。因此,肺结核病患者必须实行归口管理。

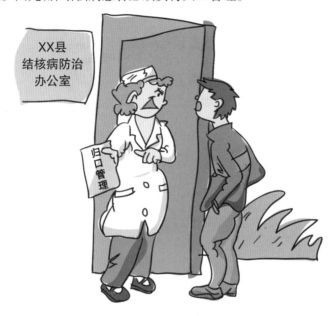

87. 肺结核病患者化疗管理方式有哪几种

对涂阳和重症涂阴肺结核病患者应采用全程督导管理,对其他初治涂阴肺结核病患者应采用强化期全程督导管理,继续期采用全程管理。

（1）全程督导:在患者治疗全过程中,患者每次用药均在督导人员直接面视下进行,是主要推荐的治疗管理方式。

（2）强化期督导:指在强化期(一般为 2~3 个月)进行由督导人员直接面视下的治疗,继续期采用全程管理。

（3）全程管理：在治疗全程中，通过对患者加强宣教，定期门诊取药，家庭访视，核查剩余药品量，复核患者服药情况、尿液抽检，误期返回等综合性管理方法，以保证患者规律用药。

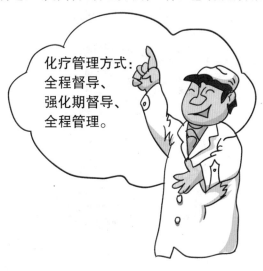

化疗管理方式：
全程督导、
强化期督导、
全程管理。

88. 怎样正确对待肺结核病

要树立治愈的信心，接受现代化学疗法和管理，与结核病防治机构的医生密切合作，按医生指定的治疗方案进行治疗，接受医务人员的监督，克服困难，坚持规律服药并完成规定的疗程。现代化学疗法实践证明，只要坚持规律服药并完成疗程，几乎全部新发现的结核病患者都可以治愈。

89. 老百姓需要掌握哪些肺结核病防治的核心信息

（1）肺结核病是长期严重危害健康的慢性传染病。

结核病又叫"痨病"，由结核杆菌引起，主要侵害人体肺部，发生肺结核；肺结核在我国法定报告甲乙类传染病中发病和死亡数均排在第 2 位；得了肺结核如发现不及时，治疗不彻底，会对健康造成严重危害，甚至可以引起呼吸衰竭和死亡，给患者和家庭带来沉重的经济负担。

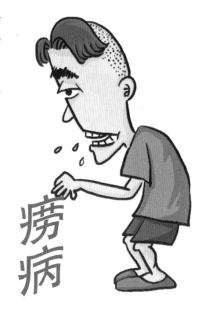

（2）肺结核病主要通过呼吸道传播，人人都有可能被感染。

肺结核病是呼吸道传染病，很容易发生传播；肺结核病患者通过咳嗽、咳痰、打喷嚏将结核菌播散到空气中，健康人吸入带有结核菌的飞沫即可能受到感染；与肺结核病患者共同居住，同室工作、学习的人都是肺结核病患者的密切接触者，有可能感染结核菌，应及时到医院去检查排除；艾滋病病毒感染者、免疫力低下者、糖尿病患者、尘肺患者、老年人等都是容易发病的人群，应每年定期进行结核病检查。

（3）咳嗽、咳痰 2 周以上，应怀疑得了肺结核病，要及时就诊。

肺结核病的常见症状是咳嗽、咳痰，如果这些症状持续 2 周以上，应高度怀疑得了肺结核，要及时到医院就诊；肺结核病还会伴有痰中带血、低热、夜间出汗、午后发热、胸痛、疲乏无力、体重减轻、呼吸困难等症状；怀疑得了肺结核，要及时到当地结核病定点医疗机构就诊。县（区、旗）、地市、省（自治区、直辖市）等区域均设有结核病定点医疗机构。

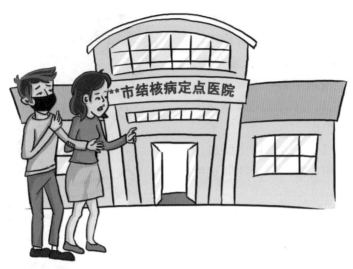

（4）不随地吐痰，咳嗽、打喷嚏时遮掩口鼻，戴口罩可以减少肺结核病的传播。

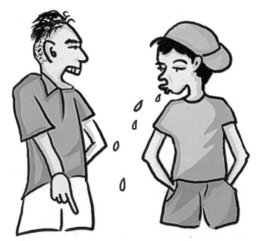

肺结核病患者咳嗽、打喷嚏时，应当避让他人、遮掩口鼻；肺结核病患者不要随地吐痰、要将痰液吐在有消毒液的带盖痰盂

里,不方便时可将痰吐在消毒湿纸巾或密封痰袋里;肺结核病患者尽量不去人群密集的公共场所,如必须去,应当佩戴口罩;居家治疗的肺结核病患者,应当尽量与他人分室居住,保持居室通风,佩戴口罩,避免家人被感染;肺结核可防可治。加强营养,提高人体抵抗力,有助于预防肺结核。

（5）规范全程治疗,绝大多数患者可以治愈,还可避免传染他人。

肺结核病治疗全程为 6~8 个月,耐药肺结核病治疗全程为 18~24 个月;按医生要求规范治疗,绝大多数肺结核病患者都可以治愈。自己恢复健康,同时保护家人;肺结核病患者如果不规范治疗,容易产生耐药肺结核。患者一旦耐药,治愈率低,治疗费用高,社会危害大。

90. 肺结核病会遗传给下一代吗

肺结核病是一种传染病而不是遗传性疾病,不会传给下一代。但是,由于结核菌是通过空气来传播的。在家庭环境中,很容易传染给共同居住或日常关系比较密切的其他家庭成员,从而导致一个家庭内的多个成员患上肺结核病。

91. 肺结核病对家庭有哪些危害

肺结核病对家庭的危害主要有两方面:肺结核病患者尤其是耐多药患者抗结核治疗的时间很长,往往需要花费巨额的医药费用,从而加重经济负担;另外,因为肺结核病是一种传染病,如果不引起重视,往往会传染给家里的其他人,导致家庭负担进一步加重。统计显示我国 70% 以上的患者在农村,肺结核病是农民因病致贫、因病返贫的主要疾病之一。

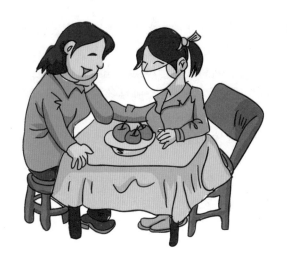

92. 肺结核病患者治疗期间其家庭成员要注意什么

（1）有可疑肺结核病症状的家庭成员应及时到结核病防治机构接受检查。

（2）患者治疗后短时间内传染性会消失,因此不应歧视患者。

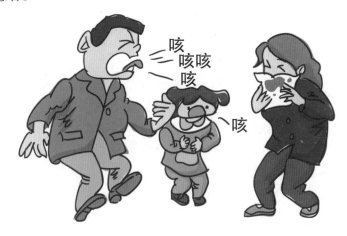

（3）给患者更多的关心和照顾,积极支持患者治疗,督促患者按时服药。

（4）出现药物不良反应不得擅自停药或改药,应及时与医生联系处理。

（5）经常开窗通风,保持室内空气流通。

（6）家庭用餐最好实行分餐制。

93. 肺结核病患者应怎样进行家庭消毒和隔离

肺结核病患者不要随地吐痰,应把痰吐于纸中或痰盂里,然后焚烧或消毒后倒掉。不要对着家人大声说话、咳嗽或打喷嚏。必要时戴口罩,口罩要每天煮沸后清洗。最好要有单独的卧室,光线要充足,通风良好,可用紫外线照射消毒,每日或隔日1次,每次2小时。患者用过的食具、衣物等耐热物煮沸消毒,煮沸时间为10~15分钟。患者用过的衣被要经常清洗并在太阳下暴晒,可达到杀死结核菌的目的。

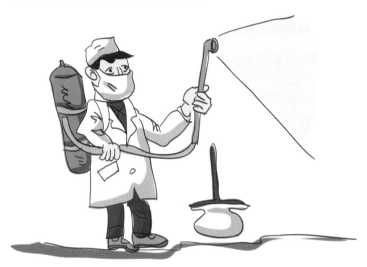

94. 肺结核病患者为什么要戒烟

肺结核病是一种呼吸道疾病,病变常累及肺泡实质及间质。患了肺结核病若仍然继续吸烟,其咳嗽、咳痰、咯血等症状会进一步加重,而且咳嗽可引起肺内压增加,使血管容易破裂出现咳血甚至大咯血而危及生命。另外,肺结核病患者吸烟可影响抗结核药物的疗效。研究证明,吸烟能增强肝脏酶活性,加速药物在肝内的代谢,降低人体对药物的吸收和利用。此外,吸烟还会影响肺结核病变愈合,使已经静止的病变恶化,从而延长治疗时间、增加用药剂量,既增加患者痛苦,又增加治疗费用。

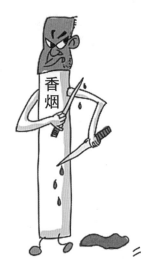

95. 肺结核病患者为什么要禁酒

抗结核药物大部分经肝脏代谢,并且对肝脏有不同程度的损害,肝功能不好会影响药物在肝内的代谢而导致蓄积中毒,轻者出现单纯转氨酶升高,重者可出现黄疸甚至肝功能衰竭死亡。抗结核化疗过程中饮酒更会加重肝脏的负担,使肝脏的解毒和代谢能力降低,容易出现肝功能损害和药物的不良反应。长期饮酒也可导致机体营养不良和免疫力低下,这是结核病的易感因素之一。酒还能扩张血管,有引起肺结核病患者咯血的可能。因此,肺结核病患者应忌酒,尤其是化疗期间更应绝对禁酒。

96. 肺结核病患者饮食上应注意什么

　　肺结核病是一种慢性消耗性疾病,因此应给予患者高蛋白和高热能的食物。蛋白质每日供给量是 1.5~2.0 克 / 千克体重,以奶类、蛋类、动物内脏、鱼虾、瘦肉、豆制品等食物作为蛋白质的来源。牛奶中含酪蛋白及钙质较丰富,是肺结核病患者较为理想的营养食品。热能供给量以维持患者正常体重为原则,可按每千克体重 40~50 千卡(1 千卡 =4.184 千焦)供给,碳水化合物类主食可按食量满足供给,但脂肪不宜多吃,以植物油为主。维生素和无机盐对肺结核病康复促进作用很大。其中维生素 A,有增强身体抗病能力的作用;B 族维生素和维生素 C 可提高体内各代谢过程,增进食欲,健全肺和血管等组织功能;如有反复咯血的患者,还应增加铁质供应,多吃绿叶蔬菜、水果以及杂粮,可补充多种维生素和矿物质。应避免吃过辣的、过于刺激的食物。

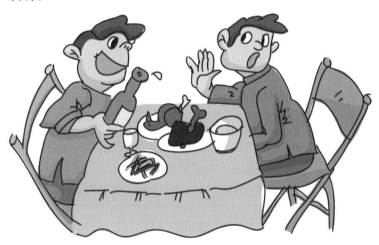

97. 与肺结核病患者一起吃饭要紧吗

一般说来,肺结核病不会通过吃饭经口传染,但吃饭时对方咳嗽、咳痰、打喷嚏或大声说话,也可以发生飞沫感染。建议肺结核病家庭中实行分餐制进食,尤其是在患者的排菌期。

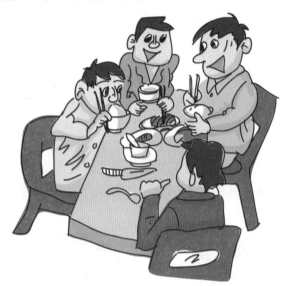

98. 接触肺结核病患者的物品会感染吗

肺结核病主要通过呼吸道感染,接触患者的物品一般不会引起感染。如果患者的物品被严重污染有可能通过其他途径感染健康人,但这种情况发生的风险极低。因此,有条件的话要对患者的物品进行一般消毒,如紫外线照射或强阳光暴晒。

99. 肺结核病患者为什么不能随地吐痰

随地吐痰是一种不良的卫生习惯。肺结核病患者痰中含有结核菌,吐出的痰液既可在空气中形成气溶胶,也可与尘埃结合形成颗粒,健康人一旦吸入就可能造成感染以致发病。因此肺结核病患者应禁止随地吐痰,以防传染别人。

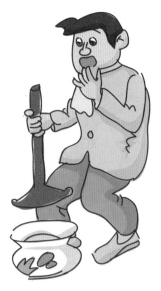

100. 肺结核病治愈后会不会复发

按照国家统一的化疗方案规律治疗,完成规定疗程后,95%以上新发现的传染性肺结核病患者都可以治愈。经临床观察2年复发率仅为2%左右。停药后定期复查、进行适当锻炼、加强营养、积极治疗合并症等,是防止复发的有效措施。

101. 肺结核病患者可以结婚吗

活动性肺结核病患者尤其是有传染性者在患病期间不应结婚,因为婚后生活方式的改变,家务劳累,甚至生育都会使病情恶化。同时由于婚后密切接触,还可能把结核病传染给自己的爱人,因此要等肺结核完全稳定或痊愈后经医院检查同意,才能考虑结婚。

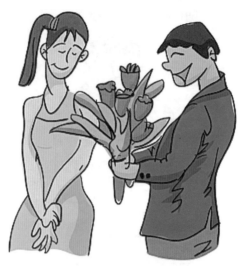

102. 肺结核病患者能否怀孕

妇女在患活动性肺结核病期间不宜怀孕。因为怀孕对孕妇和胎儿都不利。

(1)怀孕期间由于内分泌功能的改变,早期妊娠反应、分娩时体力消耗和产后哺乳等因素,均可使孕妇免疫力下降,导致结核病病情恶化。

(2)某些抗结核药物如利福平、链霉素等对胎儿的发育有较大的影响。

(3)如果孕妇患重症肺结核病,胎儿可因缺氧和营养不良导致发育不良或死胎。

(4)结核菌也可通过血行播散,在胎盘内形成结核病灶,经被破坏的绒毛后进入胎儿体内,传染给胎儿。

所以,患活动性肺结核的妇女要暂时避孕。如果已经怀孕的妇女发现肺结核病,应尽早终止妊娠。如果不能终止妊娠,应由妇产科医生和结核病防治医生共同制定合适的抗结核治疗方案,在治疗期间予以密切观察。

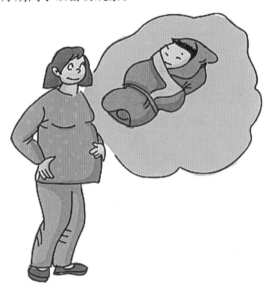

103. 孕妇患肺结核病了怎么办

妊娠期由于内分泌功能改变、早期妊娠反应、分娩时体力消耗以及产后哺乳等因素,均可使孕妇免疫力下降,结核病容易恶化,因此妊娠前 3 个月、产后 1 年内(尤其产后 3 个月)是妊娠结核病恶化或复发的高危时期。所以,重症活动性肺结核、肺结核同时合并其他严重疾病和严重的妊娠反应,这几种情况应该考虑终止妊娠,而轻症肺结核的孕妇可考虑在结核科与妇产科医师严密观察指导下保持妊娠。由于抗结核药物的不良反应,为避免对胎儿生理功能损害与发育影响,保证胎儿的安全,妊娠期结核病治疗一定要周密考虑，一般不主张使用氨基糖苷类抗生素，如链霉素、卡那霉素等，以免损害胎儿听力。其他抗结核药物使用也应在结核病防治医师的密切指导下进行。活动性肺结核孕妇分娩后，由于婴儿对结核菌感染具有高度敏感性，婴儿应接种卡介苗，产妇应与婴儿隔离，不能进行哺乳。

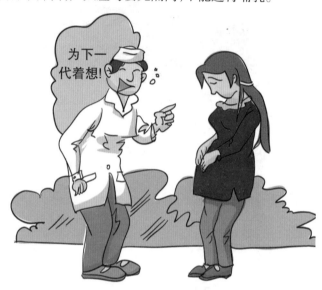

104. 患肺结核病后能正常工作吗

肺结核病患者在强化期内最好休息不工作，积极配合医生进行正规抗结核治疗。至于在化疗的继续期什么时候可以恢复工作，要视患者的具体情况而定，首先必须痰菌转阴无传染性，其次要体力恢复能够胜任本职工作。对于从事餐饮、服务、教育等特殊行业的肺结核病患者，应从严要求，活动期内应调离岗位。

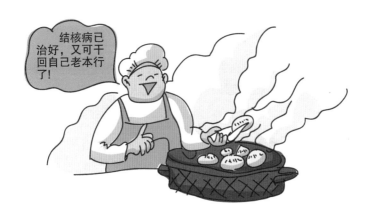

105. 肺结核病能预防吗

肺结核病是可以预防的,预防措施主要有:

(1)控制传染源:最关键,即及时发现和彻底治愈传染性肺结核病患者,减少传染性。

(2)切断传染途径:结核菌主要通过呼吸道传播。因此要养成良好的卫生习惯,不要随地吐痰,最好将痰吐在纸上烧掉或吐于痰盂内用 20% 漂白粉溶液泡 6~8 小时;患者用过的食具应煮沸消毒 10~15 分钟,被褥在烈日下暴晒 4~6 小时;室内要注

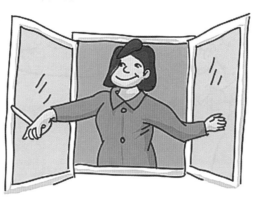

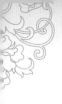
意经常开窗和通风。另外,要注意营养和休息,坚持锻炼身体,提高身体抵抗力。

（3）保护易感人群:新生儿接种卡介苗、密切接触者接受结核病相关检查、结核菌感染者中的高危人群服用药物进行预防性治疗。

106. 什么是卡介苗

卡介苗（BCG）是一种用来预防儿童结核病的疫苗。接种后可使儿童产生对结核病的特殊抵抗力。由于这一疫苗是由法国学者卡迈尔（A.Calmette）与介兰（C.Guerin）发明的,为了纪念发明者,将这一预防结核病的疫苗命名为"卡介苗"。目前,世界上多数国家都已将卡介苗列为免疫规划必须接种的疫苗之一。

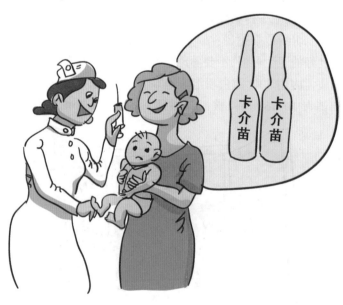

107. 注射卡介苗能否预防结核病

卡介苗是一种减毒活菌疫苗,能够预防结核病,特别是预防儿童结核性脑膜炎和血行播散性结核病的发生。但卡介苗的预防作用有限,其不能预防结核菌感染,而且也不能预防成年人继发性结核。

108. 卡介苗接种的目的和对象是什么

卡介苗接种的主要对象是新生儿,接种后可预防和减少儿童结核病,特别是结核性脑膜炎、血行播散性结核病的发生。

109. 什么是"药物预防"

对已经感染结核菌的人,给予抗结核药物来预防结核病的发生称为"药物预防"。药物预防的目的,主要是对那些已经感染结核菌并有较高发病可能的人预防发生结核病。

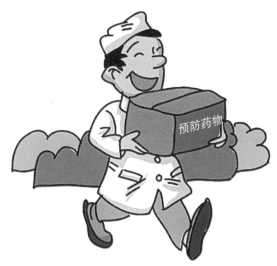

110. 哪些人可以进行药物预防

药物预防的对象有：①家庭中与传染性肺结核病患者密切接触且结核菌素试验呈阳性反应（特别是强阳性）的少年和儿童。②结核菌素试验阳性、X线胸片有非活动性结核病灶，而以前未经过正规抗结核治疗者。③5岁以下的婴幼儿或青少年，结核菌素试验呈强阳性反应者。④结核菌素试验呈阳性反应且有高度发病可能的人群（如糖尿病患者、矽肺患者、长期服用糖皮质激素者、接受免疫抑制剂治疗者、白血病患者和胃切除术后等）。⑤艾滋病病毒感染者。⑥某些职业的35岁以下结核菌素试验15毫米以上阳性人群，如新入伍士兵、接触结核病患者的年轻医务工作者等。

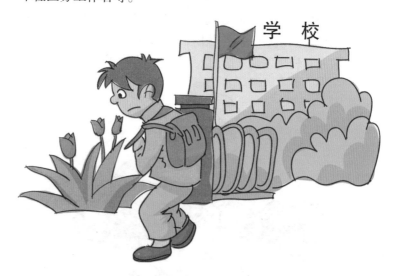

111. 学生患肺结核病了该怎么办

需视患者的具体情况而定。如果患肺结核的学生病情比较轻且无传染性,只要避免过度劳累,规律服药,可以不用休学。相反,对个别病情严重且有传染性或有严重并发症的学生则应休学治疗,必须等到患者病情好转且无传染性后才可复学。

112. 如何对待患肺结核病的同学

肺结核病患者接受正规抗结核药物治疗 2~3 个星期后,一般传染性就会迅速下降,但必须规律服药 6~8 个月才能够彻底治好,否则就很难治好。对确诊的传染性肺结核病患者要实行休学,在家或住院隔离治疗,由当地结核病防治机构负责患者的治疗和管理,传染性消失后,凭结核病防治机构的诊断证明方可复学;非传染性肺结核病患者在治疗期间可以继续上学,但要在当地结核病防治机构的指导下,确保正规治疗。对肺结核病患者应给予关怀和照顾,不应该歧视。肺结核病患者自己也要树立信心,坚持治疗,保持轻松愉快的心情会有助于康复。

对有以下 4 种情况中的 1 项的同学要实行休学:①菌阳肺结核病患者(包括涂片阳性和 / 或培养阳性患者);②胸部 X 线片显示肺部病灶范围广泛和 / 或伴有空洞的菌阴肺结核病患者;③具有明显的肺结核症状;④结核病定点医疗机构建议休学的其他情况。学生肺结核病患者,经过治疗,符合以下其中 1 项的,可予以复学:①菌阳肺结核病患者以及重症菌阴肺结核病患者(包括有空洞 / 大片干酪状坏死病灶 / 粟粒性肺结核等)经过规范治疗完成全疗程,初治、复治、耐多药患者分别达到其治愈或治疗成功的标准。②菌阴肺结核病患者经过 2 个月的规范治疗后,症状减轻或消失,胸部 X 线片病灶明显吸收,后续 2 次痰涂片检查均阴性,并且至少 1 次痰培养检查为阴性(每次痰涂片检查的间隔时间至少满 1 个月)。

113. 学校如何预防肺结核病

（1）积极发现并治愈在校学生中的肺结核病患者。如果发现连续咳嗽、咳痰二周以上或者咯血等症状的学生，就应怀疑可能患肺结核，要及时报告校医和学校领导，并尽快与家长取得联系，及时带同学到结核病防治专业机构进行检查。

（2）学生或教职员工一旦确诊为传染性肺结核，一定要休学或者休假接受正规治疗，避免传染给其他同学。等到经过检查确认没有传染性，凭结核病防治机构的证明就可以复学、上岗。

（3）积极开展爱国卫生运动，努力改善学生的学习和生活环境，对教室和集体宿舍要经常通风换气，保持室内空气新鲜。

（4）要养成良好的卫生习惯，在咳嗽、打喷嚏的时候应该将手巾纸捂住口鼻，避免结核菌通过飞沫传染给其他人。

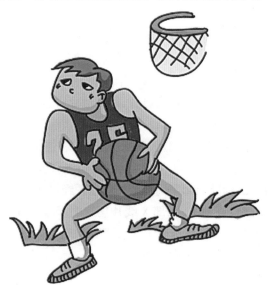

（5）加强体育锻炼，生活要有规律，注意饮食营养和睡眠充足，保持健康心理，增强机体抵抗力，尽量减少发病的机会。

114. 集体生活环境中发现肺结核病患者怎么办

肺结核病是一种呼吸道传染病，集体生活环境中人员接触密切，因此在此环境中若出现肺结核病患者极易造成蔓延，严重时甚至造成暴发流行。因此，一旦集体生活环境中发现肺结核病患者（尤其是传染性肺结核病患者）时，首先要让患者离开集体环境并接受正规抗结核治疗。其次要对接触人群进行必要的检查以发现有无其他人患病，如发现其他人患病，也应及时治疗。如无异常，以后最好也应按医生要求定期复查。

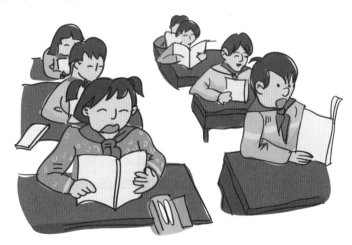

115. 外出打工的人患有肺结核病怎么办

（1）在外出打工前最好先进行体格检查，包括胸部 X 线检查和查痰，这样能及时发现肺结核病并就地治疗。

（2）凡从事餐饮、幼儿教育、保姆等行业工作的，就业前必须进行肺部健康检查,发现肺结核病后应及时进行治疗。

(3)已经从事各种行业打工的人,应注意凡有咳嗽、咳痰、咯血或痰中带血、胸痛、低烧等可疑肺结核病症状者,应及时到结核病防治机构进行肺部健康检查。

(4)外来打工人员中,凡确诊为肺结核病患者常常因为经济问题,怕丢失工作而隐瞒病情,不按时就医或自购药治疗,容易耽误治疗,使病情加重,发生耐药结核病,造成更大损失,因此必须权衡利弊,下定决心、克服困难坚持完成正规疗程的治疗。如不能在所在的城市进行治疗应回到家乡坚持完成治疗。

116. 为什么农民工容易患肺结核病

农民工大多数人在 20~35 岁之间,外来打工时处于结核病的高发年龄段,他们绝大多数是来自农村地区,进入城市后因环

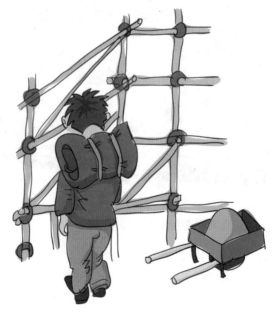

境改变、精神紧张、工作劳累、居住拥挤等因素的影响,发病的机会较多。同时外来打工人员中肺结核病患者不能及时发现和治疗,常因居住拥挤容易传播,甚至造成肺结核病暴发流行。

117. 发现肺结核病患者该如何报告

《中华人民共和国传染病防治法》将肺结核列入乙类传染病管理。各级各类医疗卫生机构的医疗保健人员及个体从业医生,均为结核病疫情的责任报告人,凡在各级各类医疗卫生机构诊断的肺结核病患者或疑似肺结核病患者,城镇应于 12 小时内,农村于 24 小时内,向地方卫生行政部门指定的卫生机构寄出传染病报告卡;实行网络直报的责任报告单位应于 24 小时内进行网络报告。

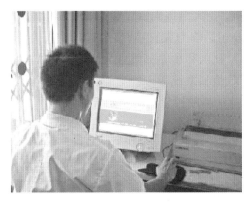

118. 控制结核病的主要措施是什么

控制结核病的主要措施是及时发现和彻底治疗结核病传染源(即痰结核菌检查阳性的肺结核病患者)。结核病得以传播的根源是传染源,如能在人群中及时发现传染源并彻底治愈他,则能保护健康人减少或免受结核菌的传染,从而使发生的结核病患者明显减少。同时人群中结核病传染源的减少进一步使健康人受结核菌感染的机会减少。长此下去,人群中结核病必能得到控制。控制和治愈结核病传染源的最有效方法就是应用直接面视下短程化疗(简称 DOTs),应用该方法能使结核病传染源短期内失去传染性,避免耐多药的发生、得到彻底治愈。

119. 终结结核病控制策略有哪些内容

世界卫生组织提出了在 2035 年"终结结核病"的策略。主要内容为:

愿景:一个没有结核病的世界,结核病不再导致死亡、疾病和痛苦。

总目标:遏制全球结核病流行。

主要策略:扩大结核病治疗和预防干预措施的范围和覆盖面,将重点放在影响力大、得到整合且以病人为中心的方法方面;通过政府、社区和私立部门更为广泛的合作方的参与,赢得卫生和发展政策和系统带来的全部益处;寻求可大大改变结核病预防和治疗的新的科学知识和创新活动。

120. 国家对肺结核病的检查和治疗有哪些优惠政策

(1)检查减免:对肺结核病可疑症状者或患者免费进行痰涂片、X 线胸片检查。

(2)治疗减免:对确诊的活动性普通肺结核病患者,按统一的化疗方案提供免费抗结核药品。

说明:

● 我国肺结核病诊疗优惠政策不受户籍限制,也就是说流动人口无论走到哪里,都可以和当地居民一样,享有国家的诊疗优惠政策。

● 由于抗结核药物对肝肾功能可能产生一定的损害,为了及时发现药物的副作用,在治疗过程中需要监测肝肾功能,而这部分检查的费用不在国家规划减免项目范围内。有的患者还需要服用保肝、保肾药物,这些费用也不在国家规划减免项目范围内,不过可以通过新农合、城镇医保、贫困结核病患者救助等途径按规定进行一定比例的报销。

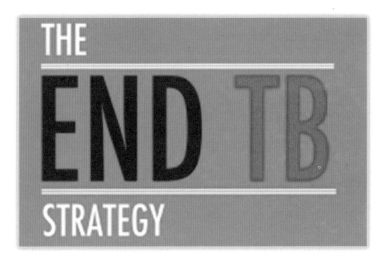